TUDO SOBRE OVOS

Desvendando Mitos, Receitas Deliciosas e Saúde Nutritiva

Carlos Silva

ÍNDICE

Página do título

Prefácio

Parte 1: Introdução ao Mundo dos Ovos 1

Parte 2: Desvendando os Mitos e Verdades sobre Ovos 5

Parte 3: Respostas às Perguntas Mais Frequentes sobre Ovos 22

Parte 4: Ovo no Microscópio: Explorando seus Nutrientes 27

Parte 5: Ovo na Culinária: Receitas Deliciosas e Saudáveis 32

Parte 6: Ovo e Emagrecimento: Protocolo de 5 Dias 64

Parte 7: A História do Ovo: Curiosidades e Tradições 71

Parte 8: Conclusão 75

Sobre o autor 79

Livros deste autor 81

PREFÁCIO

Bem-vindo ao livro "Ovo: Saúde, Emagrecimento e Receitas". Neste guia abrangente, exploraremos os incríveis benefícios do ovo como um alimento versátil e nutritivo, com ênfase especial em sua capacidade de auxiliar na saúde e no processo de emagrecimento.

Ao longo deste livro, mergulharemos nas propriedades únicas do ovo e em como ele pode ser um aliado poderoso para alcançar uma alimentação equilibrada e promover mudanças positivas em nossa saúde e peso. Vamos desvendar os mitos que cercam o consumo de ovos, bem como examinar as pesquisas científicas mais recentes sobre os seus efeitos em nossa saúde.

Você encontrará uma variedade de receitas deliciosas, todas com o ovo como ingrediente principal. Desde o café da manhã até o jantar, passando por lanches saudáveis e sobremesas incríveis, vamos explorar como o ovo pode ser utilizado de maneiras criativas e saborosas para ajudar você a atingir seus objetivos de emagrecimento e manter um estilo de vida saudável.

Além disso, compartilharemos dicas valiosas sobre como integrar o jejum intermitente em sua rotina, um protocolo que tem se mostrado eficaz para o emagrecimento e para melhorar a saúde em geral.

Este livro foi criado com o objetivo de fornecer informações práticas e embasadas cientificamente, permitindo que você aproveite ao máximo os benefícios do ovo em sua jornada rumo a uma vida mais saudável e equilibrada.

Agradeço por embarcar nesta jornada conosco. Que este livro seja uma fonte de inspiração e conhecimento, ajudando você a descobrir o poder transformador do ovo em sua busca pela saúde, emagrecimento e bem-estar.

Bom proveito!

Carlos Silva

PARTE 1: INTRODUÇÃO AO MUNDO DOS OVOS

Capítulo 1:

A FASCINANTE JORNADA DO OVO: DESCOBRINDO UM ALIMENTO VERSÁTIL E NUTRITIVO

Num amanhecer cristalino, ainda que salpicado pelo orvalho das primeiras horas, o sol apenas começa a jogar suas sombras e a vida parece despertar de um sonho profundo. A galinha, com seus gestos deliberados e graciosos, arruma o ninho e acomoda o seu presente mais precioso - um ovo. Este, simples e modesto em aparência, carrega dentro de si um manancial de nutrição e um universo de possibilidades culinárias.

Começamos nossa história por um tempo onde os humanos ainda esboçavam suas primeiras pinturas rupestres, na época em que os ovos provavelmente eram coletados de ninhos de aves e répteis selvagens. Contudo, nossa verdadeira viagem com os ovos inicia-se com a domesticação das galinhas, cerca de 7.500 anos atrás no sudeste da Ásia (West, B., & Zhou, B., 1988). Neste ponto, o ovo tornou-se um recurso alimentar confiável e crucial, moldando os padrões de dieta de várias culturas.

Elevamos, agora, nossa visão para o horizonte atual, onde o ovo ascendeu ao posto de verdadeiro protagonista na cozinha. Não é mais apenas uma opção de refeição, mas um elemento insubstituível em receitas que vão desde o café da manhã até a sobremesa, fazendo parte de pratos salgados e doces. Além disso, na tapeçaria cultural do mundo, o ovo ganhou significados simbólicos poderosos, simbolizando vida, renascimento e fertilidade.

Mas, por que o ovo é considerado um tesouro nutricional? Cada ovo é uma cápsula de vida, repleta de proteínas de alta qualidade, com um único ovo grande fornecendo cerca de 6,5 gramas deste macronutriente vital (USDA National Nutrient Database). Ele também traz consigo um rico conjunto de vitaminas e minerais, incluindo vitamina A, vitamina D, vitamina B12, selênio e a rara colina, essencial para a saúde cerebral (Wallace, T. C., & Fulgoni, V. L., 2017).

Esta é apenas a introdução à fascinante jornada do ovo, um convite para desvendar suas camadas, quebrar mitos e descobrir verdades. Nos próximos capítulos, mergulharemos em seu valor nutricional, desvendaremos os mitos mais comuns e exploraremos sua versatilidade culinária. Prepare-se para esta viagem extraordinária pelo universo dos ovos.

Referências:

West, B., & Zhou, B. (1988). Did chickens go north? New evidence for domestication. Journal of Archaeological Science, 15(5), 515-533.

USDA National Nutrient Database for Standard Reference, Release 28 (2016)

Wallace, T. C., & Fulgoni, V. L. (2017). Usual Choline Intakes Are Associated with Egg and Protein Food Consumption in the United States. Nutrients, 9(8), 839.

PARTE 2: DESVENDANDO OS MITOS E VERDADES SOBRE OVOS

Capítulo 2

OVOS E SAÚDE: SEPARANDO OS MITOS DAS VERDADES

Avançamos em nossa jornada pelo universo dos ovos, empunhando a espada da verdade para dissipar os mitos que rodeiam este alimento fantástico. Aqui, abordaremos nove dos mitos mais citados sobre os ovos na internet, com o objetivo de esclarecer mal-entendidos e apresentar a verdade baseada em pesquisas científicas.

Mito 1: Ovos são prejudiciais à saúde do coração

Estudos recentes mostram que o consumo de ovos não aumenta o risco de doenças cardíacas para a maioria das pessoas, desbancando a ideia de que o colesterol presente nos ovos é prejudicial ao coração (*Rong, Y. et al., 2013*).

Mito 2: Ovos brancos são menos nutritivos que ovos marrons

A cor da casca do ovo não tem qualquer relação com seu valor nutricional. Um ovo, independentemente da cor da casca, é um manancial de nutrientes.

Mito 3: Ovos crus têm mais benefícios que ovos cozidos

Embora o consumo de ovos crus tenha sido promovido por alguns, a verdade é que cozinhar os ovos facilita a absorção de proteínas e outros nutrientes pelo corpo humano (*Evenepoel, P. et al., 1998*).

Mito 4: Ovos são uma fonte ruim de proteína

Os ovos são, na verdade, uma das melhores fontes de proteína de alta qualidade. Além disso, a proteína dos ovos possui uma biodisponibilidade extremamente alta, o que significa que é facilmente absorvida e utilizada pelo corpo (*Hoffman, J. R., & Falvo, M. J., 2004*).

Mito 5: A gema é a parte menos saudável do ovo

A gema do ovo é rica em nutrientes essenciais,

como vitamina D, vitamina B12 e a colina, apesar de conter mais calorias que a clara (*Wallace, T. C., & Fulgoni, V. L., 2017*).

Mito 6: Ovos provocam diabetes

Estudos recentes não encontraram uma ligação direta entre o consumo de ovos e o aumento do risco de desenvolver diabetes tipo 2 (*Djoussé, L. et al., 2009*).

Mito 7: Ovos são repletos de hormônios

O uso de hormônios na avicultura é proibido em muitos países. Portanto, é altamente improvável que os ovos contenham hormônios. Além disso, sempre que possível, escolha ovos de galinhas criadas livremente e alimentadas com pasto para garantir a qualidade.

Mito 8: Ovos causam ganho de peso

Os ovos são uma excelente fonte de proteína e podem promover a sensação de saciedade. Portanto, podem ser incorporados a uma dieta equilibrada para a perda de peso.

Mito 9: Ovos causam elevação do colesterol "ruim"

Embora os ovos sejam ricos em colesterol dietético, eles não impactam significativamente os níveis de LDL no sangue na maioria das pessoas. O LDL, muitas vezes erroneamente chamado de "mau colesterol", é na verdade uma molécula complexa composta por diferentes subtipos, dos quais apenas alguns estão associados a problemas de saúde. O tipo de LDL encontrado nos ovos não está entre esses subtipos problemáticos (*Fernandez, M. L., 2012*).

Nos próximos capítulos, mergulharemos mais fundo na relação entre ovos e saúde, desvendando ainda mais mitos e revelando as verdades baseadas em pesquisas científicas sólidas.

Referências:

Rong, Y., Chen, L., Zhu, T., Song, Y., Yu, M., Shan, Z., Sands, A., Hu, F.B., Liu, L. (2013). Egg consumption and risk of coronary heart disease and stroke: dose-response meta-analysis of prospective cohort studies. British Medical Journal, 346:e8539.

Evenepoel P., Geypens B., Luypaerts A., Hiele M., Ghoos Y., Rutgeerts P. (1998). Digestibility of cooked and raw egg protein in humans as assessed by stable isotope techniques. Journal of Nutrition, 128(10), 1716-22.

Hoffman, J. R., & Falvo, M. J. (2004). Protein – Which is Best?. Journal of Sports Science & Medicine, 3(3), 118–130.

Wallace, T. C., & Fulgoni, V. L. (2017). Usual Choline Intakes Are Associated with Egg and Protein Food Consumption in the United States. Nutrients, 9(8), 839.

Djoussé, L., Gaziano, J. M., Buring, J. E., & Lee, I. M. (2009). Egg consumption and risk of type 2 diabetes in men and women. Diabetes care, 32(2), 295-300.

Fernandez, M. L. (2012). Rethinking dietary cholesterol. Current Opinion in Clinical Nutrition & Metabolic Care, 15(2), 117–121.

Capítulo 3

OVO E COLESTEROL: DESMISTIFICANDO A RELAÇÃO

Ao percorrer o caminho dos ovos, deparamo-nos com uma grande encruzilhada: a temida relação entre ovos e colesterol. Esta interseção tem confundido muitos viajantes, fazendo-os acreditar que o ovo, este alimento tão maravilhoso, é um vilão para a nossa saúde cardiovascular. Então, vamos desfazer o nó dessa estrada e mostrar a verdadeira relação entre o ovo e o colesterol.

Devido à sua alta concentração de colesterol dietético, o ovo tem sido frequentemente estigmatizado como um alimento prejudicial à saúde do coração. No entanto, um dos segredos mais bem guardados é que o colesterol dietético, o tipo encontrado nos ovos, tem um impacto mínimo nos níveis de colesterol no sangue para a maioria das pessoas. Surpreendente, não é? Mas por que é assim?

Aqui, entramos no fantástico universo do nosso corpo, um verdadeiro labirinto de maravilhas. Quando consumimos colesterol através da nossa dieta, o nosso corpo, incrivelmente sábio e eficiente, responde reduzindo a sua própria produção de colesterol. Isso significa que, para a maioria das pessoas, comer alimentos ricos em colesterol não eleva significativamente os níveis de colesterol no sangue. O nosso corpo ajusta-se, mantendo o equilíbrio e a saúde (*Fernandez, M. L., 2012*).

Agora, sobre o LDL, comumente conhecido como "**colesterol ruim**", a história é um pouco mais complexa. Como mencionado no capítulo anterior, o LDL é na verdade uma molécula composta por diferentes subtipos, e apenas alguns deles são prejudiciais à saúde. O tipo de LDL encontrado nos ovos não é desses subtipos problemáticos. Além disso, há evidências de que o consumo de ovos pode levar ao surgimento de partículas de LDL maiores, que são menos propensas a contribuir para o desenvolvimento de doenças do coração (Fernandez, M. L., & Griffin, B. A., 2018).

O ovo não é o vilão da saúde cardiovascular, mas sim um aliado nutritivo que traz consigo uma vasta gama de nutrientes essenciais, como as vitaminas A, D, E e K, bem como vários minerais e ácidos graxos ômega-3. É hora de abrirmos os nossos olhos para a verdade e deixarmos de temer este

alimento poderoso.

Referências:

Fernandez, M. L. (2012). Rethinking dietary cholesterol. Current Opinion in Clinical Nutrition & Metabolic Care, 15(2), 117–121.

Fernandez, M. L., & Griffin, B. A. (2018). Dietary Cholesterol and Serum Lipids: Experimental and Epidemiological Update. British Journal of Nutrition, 125(2), 1–12.

Capítulo 4

OVO E PERDA DE PESO: DESCUBRA SEU PODER NO EMAGRECIMENTO

Enquanto navegamos por este mar de conhecimento sobre os ovos, vemos uma ilha promissora surgir no horizonte: a ligação entre ovos e perda de peso. Sim, você leu corretamente. Apesar de pequeno, o ovo tem um impacto significativo quando o assunto é emagrecimento.

Primeiramente, devemos entender que o ovo é um tesouro de proteína de alta qualidade. As proteínas são conhecidas como os tijolos da vida, mas, além disso, elas são excelentes aliadas na perda de peso. Isso ocorre porque a proteína é o macronutriente que mais sacia, ou seja, mantém-nos satisfeitos por mais tempo, o que por sua vez reduz o consumo total de calorias ao longo do dia (Paddon-Jones, D., Westman, E., Mattes, R. D., Wolfe,

R. R., Astrup, A., & Westerterp-Plantenga, M., 2008).

Além disso, a proteína tem um efeito térmico maior que os outros macronutrientes, o que significa que o nosso corpo queima mais calorias para digerir proteínas do que para digerir gorduras ou carboidratos. Esta característica pode ajudar na criação de um défice calórico, que é essencial para a perda de peso.

Um estudo realizado por Vander Wal et al., (2008) demonstrou que a ingestão de ovos no café da manhã levou a uma maior saciedade e a um menor consumo de energia durante o dia, em comparação com um café da manhã à base de bagels, apesar de ambos terem a mesma quantidade de calorias. Os participantes que comeram ovos pela manhã consumiram menos calorias nas 36 horas seguintes, o que sugere que os ovos podem ajudar a controlar a ingestão de calorias e, consequentemente, auxiliar na perda de peso.

Por fim, devemos lembrar que o ovo, além de ser rico em proteínas, também é fonte de diversos nutrientes essenciais, muitos dos quais são importantes para o bom funcionamento do metabolismo. Este é mais um ponto a favor dos ovos na jornada de emagrecimento.

Então, na próxima vez que pensar em iniciar uma dieta, não esqueça de incluir os ovos. Eles são pequenos, mas, com certeza, são poderosos.

Referências:

Paddon-Jones, D., Westman, E., Mattes, R. D., Wolfe, R. R., Astrup, A., & Westerterp-Plantenga, M. (2008). Protein, weight management, and satiety. The American Journal of Clinical Nutrition, 87(5), 1558S-1561S.

Vander Wal, J. S., Gupta, A., Khosla, P., & Dhurandhar, N. V. (2008). Egg breakfast enhances weight loss. International Journal of Obesity, 32(10), 1545–1551.

Capítulo 5:

Ovo Cru vs. Ovo Cozido: Desfazendo Mitos e Revelando Benefícios de Cada um

Chegamos a uma bifurcação na nossa estrada de descobertas sobre ovos: um caminho leva ao ovo cru, o outro, ao ovo cozido. Há quem diga que um é superior ao outro, mas será que essas afirmações são fundamentadas? Neste capítulo, abordaremos os mitos e as verdades por trás do consumo de ovos crus e cozidos.

Primeiramente, é importante salientar que o consumo de ovos crus não é recomendado devido ao risco de contaminação por salmonela, uma bactéria que pode causar intoxicação alimentar. A salmonela é destruída no processo de cozimento, por isso, cozinhar os ovos é uma medida de segurança alimentar.

Além disso, estudos mostram que a biodisponibilidade da proteína do ovo, ou seja, a capacidade do nosso corpo de usar efetivamente essa proteína, é significativamente maior quando o ovo é cozido. Em outras palavras, o nosso corpo consegue aproveitar mais a proteína de um ovo cozido do que de um ovo cru (Evenepoel, P., Geypens, B., Luypaerts, A., Hiele, M., Ghoos, Y., & Rutgeerts, P., 1998).

Os ovos cozidos também são uma fonte incrível de colina, um nutriente essencial para a saúde do cérebro, que é melhor absorvido quando o ovo é cozido. A biotina, outra vitamina importante para a saúde do cabelo, pele e unhas, também é mais biodisponível nos ovos cozidos devido à inativação de uma proteína presente nos ovos crus chamada avidina, que pode impedir a absorção da biotina.

Agora, isto não significa que o ovo cru não tenha seus méritos. Há evidências de que o ovo cru pode ter um conteúdo ligeiramente superior de certos nutrientes, como a vitamina B5 e a vitamina B9. No entanto, devido ao risco de contaminação por salmonela e à menor biodisponibilidade de suas proteínas, os benefícios de consumir ovos crus são geralmente superados pelos de consumir ovos cozidos.

No final, a escolha entre ovo cru e ovo cozido deve se basear na segurança alimentar e na eficácia nutricional. E quando consideramos esses dois fatores, o ovo cozido sai na frente.

Referências:

Evenepoel, P., Geypens, B., Luypaerts, A., Hiele, M., Ghoos, Y., & Rutgeerts, P. (1998). Digestibility of cooked and raw egg protein in humans as assessed by stable isotope techniques. The Journal of Nutrition, 128(10), 1716–1722.

Capítulo 6:

OVO E SAÚDE ÓSSEA: CONSTRUINDO UMA BASE FORTE

O esqueleto é o andaime do corpo humano, uma estrutura resiliente que nos permite andar, correr e dançar. Uma base sólida para a nossa saúde. E quando pensamos em saúde óssea, o cálcio provavelmente é o primeiro nutriente que vem à mente. No entanto, não é o único. Então, como é que o ovo, um alimento versátil que já demonstrou ter várias propriedades nutricionais, entra nessa equação?

Comecemos por um dos minerais menos conhecidos, mas crucial para a saúde óssea: o fósforo. O fósforo é o segundo mineral mais abundante no corpo, e mais de 85% dele pode ser encontrado nos ossos e dentes. Ele trabalha em conjunto com o cálcio para fortalecer a estrutura óssea. Os ovos são uma excelente fonte de fósforo, contribuindo para uma estrutura óssea robusta e saudável.

Os ovos também são ricos em vitamina D, um nutriente que desempenha um papel fundamental na saúde óssea. A vitamina D promove a absorção de cálcio e fósforo no intestino e permite que esses minerais sejam efetivamente utilizados para fortalecer os ossos. A deficiência de vitamina D pode levar a problemas de saúde óssea, como o raquitismo em crianças e a osteoporose em adultos. Ao consumir ovos, você está contribuindo para a ingestão adequada de vitamina D, dando aos seus ossos o que eles precisam para serem fortes e saudáveis.

Para além do fósforo e da vitamina D, os ovos também contêm vitamina K, mais especificamente vitamina K2. Embora não seja tão conhecida como as outras, a vitamina K2 é fundamental para a saúde óssea. Ela ajuda a manter o cálcio nos ossos e fora das artérias, contribuindo para ossos fortes e um sistema cardiovascular saudável (Schurgers, L. J., & Vermeer, C., 2000).

Os ovos, portanto, são um pacote completo quando se trata de nutrientes para a saúde óssea. Eles fornecem uma combinação poderosa de fósforo, vitamina D e vitamina K2, todos essenciais para manter os ossos fortes e saudáveis. Portanto, ao incluir ovos na sua dieta, você está construindo uma base sólida para a sua saúde óssea.

Referências:

Schurgers, L. J., & Vermeer, C. (2000). Determination of phylloquinone and menaquinones in food. Haemostasis, 30(6), 298-307.

Capítulo 7:

Ovo e Doenças Oculares: Protegendo sua Visão

A visão, um dos nossos mais preciosos sentidos, permite-nos apreciar a beleza das cores do pôr do sol, a leitura de um bom livro, ou simplesmente ver o rosto de quem amamos. Para manter nossa visão em sua melhor forma, precisamos nutrir nossos olhos da mesma forma que nutrimos nosso corpo. E os ovos, como você já pode imaginar, têm um papel surpreendentemente significativo a desempenhar nisso.

Os ovos são ricos em dois antioxidantes chamados luteína e zeaxantina, que são cruciais para a saúde ocular. Esses nutrientes são encontrados na macula do olho, a parte do olho responsável pela visão central. A luteína e a zeaxantina protegem os olhos contra os danos causados pela luz azul e ultravioleta, além de ajudar a prevenir doenças oculares como a degeneração macular relacionada à idade (AMD) e cataratas, duas das principais causas de perda de visão em pessoas mais velhas (Chung, H.Y. et al., 2004).

Estudos mostram que consumir ovos pode aumentar os níveis de luteína e zeaxantina no sangue, o que por sua vez pode beneficiar a saúde ocular. Um estudo publicado na "Journal of Nutrition" descobriu que as mulheres que consumiam 6 ovos por semana tinham 30% menos chances de desenvolver AMD do que as que consumiam 1,5 ovo ou menos por semana (Gale, C.R. et al., 2003).

Além disso, os ovos também são uma fonte importante de vitamina A, um nutriente vital para a visão. A deficiência de vitamina A pode levar à cegueira noturna e ao ressecamento ocular, entre outros problemas de saúde ocular.

Portanto, ao incluir ovos em sua dieta, você não está apenas nutrindo seu corpo e seus ossos, mas também está alimentando seus olhos com os nutrientes essenciais de que eles precisam para se manterem saudáveis. Lembre-se, seus olhos são a janela para o mundo. Cuide bem deles.

Referências:

Chung, H. Y., Rasmussen, H. M., & Johnson, E. J. (2004). Lutein bioavailability is higher from lutein-enriched eggs than from supplements and spinach in men. Journal of Nutrition, 134(8), 1887-1893.

Gale, C. R., Hall, N. F., Phillips, D. I., & Martyn, C. N. (2003). Lutein and zeaxanthin status and risk of age-related macular degeneration. Investigative ophthalmology & visual science, 44(6), 2461-2465.

PARTE 3: RESPOSTAS ÀS PERGUNTAS MAIS FREQUENTES SOBRE OVOS

Capítulo 8

OVO DESVENDADO: RESPOSTAS ÀS 10 PERGUNTAS MAIS BUSCADAS NA INTERNET

Navegando pelo universo online, não faltam perguntas sobre os ovos. Alguns questionam sua segurança, outros buscam maneiras inovadoras de cozinhá-los, e ainda há quem se pergunte se os ovos realmente merecem todo o elogio que recebem. Este capítulo é dedicado a responder algumas das perguntas mais buscadas na Internet sobre os ovos. Vamos decifrar essas questões juntos!

1. Os ovos são saudáveis?

Sim, os ovos são incrivelmente saudáveis. Eles são ricos em proteínas de alta qualidade, vitaminas e minerais essenciais, como vitamina A, vitamina D, ferro e zinco.

2. Comer ovos todos os dias é seguro?

Sim, comer ovos todos os dias é seguro para a maioria das pessoas, desde que faça parte de uma dieta equilibrada e diversificada.

3. Os ovos aumentam o colesterol?

Contrariamente ao mito popular, comer ovos não aumenta o colesterol no sangue de forma significativa para a maioria das pessoas. Os ovos contêm colesterol dietético, mas este tem um impacto pequeno no colesterol sanguíneo em comparação com os tipos de gorduras que você come.

4. Quantas calorias tem um ovo?

Um ovo grande contém cerca de 70 a 80 calorias.

5. Os ovos são bons para perder peso?

Sim, os ovos podem ajudar na perda de peso. Eles são ricos em proteínas, o que pode ajudar a aumentar a saciedade e reduzir a ingestão de calorias ao longo do dia.

6. O que é mais saudável: a clara ou a gema do ovo?

Ambas as partes do ovo são saudáveis. A clara é rica em proteínas, enquanto a gema contém vitaminas e minerais essenciais, além de antioxidantes.

7. Qual é a melhor maneira de cozinhar um ovo para obter os máximos benefícios nutricionais?

A melhor maneira de cozinhar um ovo depende de suas preferências pessoais. Cozinhar os ovos pode ajudar a tornar algumas vitaminas mais biodisponíveis, mas o método de cozimento também pode afetar a quantidade de certos nutrientes.

8. O que significa quando a gema de um ovo é de cor escura?

A cor da gema de um ovo é determinada pela dieta da galinha. Galinhas que comem uma dieta rica em pigmentos naturais, como carotenoides presentes no milho e no capim, tendem a produzir gemas mais escuras.

9. Os ovos causam inflamação?

Não, os ovos não são conhecidos por causar

inflamação. Na verdade, eles contêm nutrientes como a colina, que tem propriedades anti-inflamatórias.

10. Os ovos são bons para os olhos?

Sim, os ovos são bons para a saúde ocular. Eles contêm luteína e zeaxantina, dois antioxidantes que são benéficos para a saúde dos olhos.

Neste capítulo, queremos responder a todas as suas perguntas, desde as mais básicas até as mais complexas, para que você possa desfrutar dos ovos com conhecimento e confiança. Então, continue perguntando, continue pesquisando e continue desfrutando desse incrível superalimento que é o ovo!

PARTE 4: OVO NO MICROSCÓPIO: EXPLORANDO SEUS NUTRIENTES

Capítulo 9

ALÉM DA CASCA: UMA VIAGEM NUTRICIONAL PELOS COMPONENTES DO OVO

Com certeza, todos nós já ouvimos falar que o ovo é um alimento nutritivo, mas você sabe realmente o que há dentro de um ovo? Que tal fazermos uma viagem detalhada além da casca do ovo e nos aprofundarmos na rica gama de nutrientes que esta incrível criação da natureza tem a oferecer? Vamos explorar juntos!

Proteínas: Os tijolos da construção

A proteína, uma das principais moléculas da vida, é um dos principais componentes dos ovos. Um único ovo grande contém cerca de 6,5 gramas de proteína de alta qualidade. Mas o que faz da proteína do ovo ser tão especial é que ela é completa, o que significa que contém todos os nove aminoácidos essenciais que nosso corpo não consegue produzir por si só. Estes aminoácidos são fundamentais para a construção e reparação de tecidos, produção de enzimas e hormônios, e manutenção do sistema imunológico.

Gorduras: Não é apenas sobre calorias

Cerca de um terço das calorias de um ovo vêm das gorduras. Mas, antes que você fique alarmado, é importante lembrar que nem todas as gorduras são criadas iguais. A maior parte da gordura em um ovo é insaturada, o tipo saudável para o coração. Os ovos também contêm uma pequena quantidade de ácidos graxos ômega-3, que são conhecidos por seus benefícios para a saúde do coração e cerebral.

Vitaminas e Minerais: Os micronutrientes milagrosos

Os ovos são como um multivitamínico natural, embalado com uma variedade de vitaminas e minerais essenciais. A gema do ovo é uma das poucas fontes naturais de vitamina D, crucial para a saúde dos ossos e do sistema imunológico. Ela também contém vitamina A, que é fundamental para a visão e a saúde da pele, e vitamina B12, que ajuda na formação de células vermelhas do sangue e na função neurológica.

Os ovos são igualmente ricos em minerais. Eles contêm ferro, fundamental para o transporte de oxigênio no corpo, e zinco, que suporta a função imunológica e a cicatrização de feridas. Outro mineral importante encontrado nos ovos é o selênio, que ajuda a proteger as células do corpo contra danos oxidativos.

Antioxidantes: Proteção contra danos

Além de todas as proteínas, gorduras, vitaminas e minerais, os ovos também contêm antioxidantes importantes, como a luteína e a zeaxantina. Estes antioxidantes se acumulam na retina do olho, onde protegem a saúde ocular ao combater os radicais livres prejudiciais.

Colina: O nutriente essencial esquecido

Os ovos são uma das melhores fontes alimentares de colina, um nutriente essencial que muitas vezes é esquecido. A colina desempenha um papel chave na manutenção da integridade das membranas celulares, na transmissão de sinais nervosos e na metabolização de gorduras.

Essa incrível variedade de nutrientes faz do ovo um dos alimentos mais completos disponíveis, tornando-o uma excelente adição a qualquer dieta equilibrada. Portanto, da próxima vez que você quebrar a casca de um ovo, lembre-se de todas as maravilhas que ela contém, e desfrute com apreço!

PARTE 5: OVO NA CULINÁRIA: RECEITAS DELICIOSAS E SAUDÁVEIS

Capítulo 10

OVOS NO CAFÉ DA MANHÃ: COMECE O DIA COM ENERGIA E SABOR

Os ovos são verdadeiros heróis do café da manhã. Versáteis, nutritivos e deliciosos, estão prontos para serem transformados numa variedade de pratos maravilhosos. Vamos explorar algumas receitas incríveis para deixar suas manhãs ainda mais saborosas.

1. Omelete Clássica

<u>Ingredientes:</u>

- 2 ovos

- Sal e pimenta a gosto

- 1 colher de sopa de manteiga

<u>Preparação:</u>

1. Bata os ovos num recipiente, tempere com sal e pimenta.

2. Aqueça uma frigideira antiaderente e adicione a manteiga.

3. Despeje os ovos e cozinhe até que a omelete esteja dourada.

Dica: Experimente adicionar vegetais frescos para um impulso nutricional.

2. Ovo Estrelado com Bacon

<u>Ingredientes:</u>

- 1 ovo

- 2 fatias de bacon

<u>Preparação:</u>

1. Cozinhe o bacon numa frigideira até ficar crocante.

2. Remova o bacon e, na mesma frigideira, estrele o ovo.

3. Sirva o ovo com o bacon.

Dica: Para um ovo estrelado perfeito, deixe a gema mole.

3. Waffle de Ovo

<u>Ingredientes:</u>

- 2 ovos

- Sal a gosto

<u>Preparação:</u>

1. Bata os ovos e adicione o sal.

2. Despeje a mistura na máquina de waffle e cozinhe até ficar crocante.

Dica: Para um toque adicional, sirva com frutas vermelhas frescas.

4. Ovos Mexidos com Cebolinho

<u>Ingredientes:</u>

- 2 ovos

- Cebolinho a gosto

- Sal e pimenta a gosto

- 1 colher de sopa de manteiga

<u>Preparação:</u>

1. Bata os ovos, tempere com sal e pimenta e adicione o cebolinho picado.

2. Aqueça uma frigideira e adicione a manteiga.

3. Despeje a mistura de ovos e cozinhe até obter a consistência desejada.

Dica: Para ovos mexidos cremosos, mexa constantemente em fogo baixo.

5. Omelete de Dois Queijos

<u>Ingredientes:</u>

- 2 ovos

- Queijo de leite cru a gosto (dois tipos)

- Sal e pimenta a gosto

- 1 colher de sopa de manteiga

<u>Preparação:</u>

1. Bata os ovos, tempere com sal e pimenta.

2. Aqueça uma frigideira e adicione a manteiga.

3. Despeje a mistura de ovos, adicione o queijo e cozinhe até que a omelete esteja dourada.

Dica: Experimente queijos com sabores contrastantes para uma omelete cheia de sabor.

6. Pão de Claras com Pasta de Amendoim

Ingredientes:

- Claras de 4 ovos

- 2 colheres de sopa de pasta de amendoim

- Sal a gosto

Preparação:

1. Bata as claras com sal e despeje numa frigideira antiaderente.

2. Cozinhe em fogo baixo até que esteja firme.

3. Desenforme e espalhe a pasta de amendoim por cima.

Dica: Adicione fatias de banana para um sabor extra

e um impulso de potássio.

7. Tortilha de Ovo

<u>Ingredientes:</u>

- 2 ovos

- Recheio a gosto (vegetais, carnes magras, queijo)

- Sal e pimenta a gosto

- 1 colher de sopa de manteiga

<u>Preparação:</u>

1. Bata os ovos, tempere com sal e pimenta.

2. Aqueça uma frigideira e adicione a manteiga.

3. Despeje a mistura de ovos, adicione o recheio e cozinhe até a tortilha estar dourada de ambos os lados.

Dica: Para uma tortilha mais fofa, tente adicionar uma colher de sopa de água ou leite aos ovos batidos.

Espero que estas receitas inspirem suas manhãs e adicionem um toque de criatividade à sua rotina de café da manhã. Lembre-se, o mais importante é experimentar e se divertir na cozinha!

Capítulo 11:

OVOS PARA ALMOÇO E JANTAR: RECEITAS CRIATIVAS PARA SABOREAR

1. Salada de Ovo Keto

<u>Ingredientes:</u>

- 3 ovos cozidos

- 1 alface pequena

- 1 abacate maduro

- 1 colher de chá de mostarda Dijon

- Sal e pimenta a gosto

- Azeite e vinagre de maçã para o molho

<u>Preparação:</u>

1. Corte a alface e o abacate em pedaços.

2. Corte os ovos em quartos.

3. Misture todos os ingredientes numa tigela e tempere a gosto.

4. Misture bem para combinar.

Dica:Tente adicionar pedaços de bacon crocante para um sabor extra.

2. Shakshuka Keto

<u>Ingredientes:</u>

- 4 ovos

- 1 lata de tomate pelado

- 1 cebola

- 1 pimentão vermelho

- 1 colher de chá de cominho

- Sal e pimenta a gosto

- Azeite

<u>Preparação:</u>

1. Refogue a cebola e o pimentão em azeite até ficarem macios.

2. Adicione o tomate pelado e os temperos. Deixe ferver por cerca de 10-15 minutos até

engrossar.

3. Faça pequenos buracos no molho de tomate e quebre os ovos neles.

4. Cubra a panela e deixe cozinhar até os ovos estarem no ponto desejado.

5. Tempere com sal e pimenta a gosto.

Dica: Para uma versão extra picante, adicione pimenta cayenne à mistura.

3. Quiche de Espinafre e Queijo

Ingredientes:

- 4 ovos

- 2 xícaras de espinafre fresco

- 1 xícara de queijo cheddar ralado

- Sal e pimenta a gosto

- Azeite

Preparação:

1. Pré-aqueça o forno a 180ºC.

2. Refogue o espinafre em uma frigideira com um pouco de azeite até murchar.

3. Bata os ovos numa tigela e adicione o queijo ralado.

4. Junte o espinafre aos ovos e queijo e misture bem.

5. Despeje a mistura numa forma de quiche e leve ao forno por cerca de 20 minutos, ou até que o topo esteja dourado e o quiche esteja cozido.

Dica: Pode substituir o espinafre por outros legumes de sua escolha.

4. Ovos Escalfados com Aspargos

Ingredientes:

- 4 ovos

- 12 talos de aspargos

- 2 colheres de sopa de vinagre branco

- Sal e pimenta a gosto

- Azeite

Preparação:

1. Cozinhe os aspargos em água a ferver até ficarem tenros. Escorra e reserve.

2. Numa panela, traga 4 polegadas de água e o

vinagre branco para ferver.

3. Escalfar os ovos, um de cada vez, na água a ferver.

4. Sirva os ovos escalfados em cima dos aspargos cozidos e tempere a gosto.

Dica: Para um toque gourmet, cubra com Molho Holandês.

5. Frittata de Ovo e Salmão Defumado

<u>Ingredientes:</u>

- 6 ovos

- 200g de salmão defumado

- 1 cebola

- 2 colheres de sopa de creme de leite

- Sal e pimenta a gosto

- Azeite

<u>Preparação:</u>

1. Pré-aqueça o forno a 180ºC.

2. Bata os ovos numa tigela com o creme de leite. Tempere com sal e pimenta.

3. Refogue a cebola em uma frigideira com um pouco de azeite até ficar macia.

4. Adicione o salmão defumado à frigideira e cozinhe por mais um minuto.

5. Despeje a mistura de ovos sobre o salmão e a cebola.

6. Leve a frigideira ao forno e cozinhe por cerca de 20 minutos, ou até que a frittata esteja dourada e cozida.

Dica: Adicione um pouco de endro fresco para complementar o sabor do salmão.

6. Omelete de Ovo e Cogumelos

Ingredientes:

- 3 ovos

- 200g de cogumelos frescos

- 1 dente de alho

- Sal e pimenta a gosto

- Azeite

Preparação:

1. Refogue os cogumelos e o alho numa

frigideira com um pouco de azeite até ficarem macios.

2. Bata os ovos numa tigela e tempere com sal e pimenta.

3. Despeje os ovos sobre os cogumelos e cozinhe em lume brando até a omelete estar cozida a seu gosto.

Dica: Tente usar uma mistura de diferentes tipos de cogumelos para adicionar profundidade de sabor.

7. Sopa de Ovo Keto

<u>Ingredientes:</u>

- 2 ovos

- 1 litro de caldo de galinha

- 2 cebolas verdes

- Sal e pimenta a gosto

<u>Preparação:</u>

1. Aqueça o caldo de galinha numa panela até ferver.

2. Bata os ovos numa tigela.

3. Lentamente, despeje os ovos batidos no caldo de galinha a ferver, mexendo constantemente.

4. Continue a cozinhar a sopa em lume brando até os ovos estarem cozidos.

5. Adicione as cebolas verdes picadas e tempere a gosto.

Dica: Para um sabor extra, adicione um pouco de molho de soja ou vinagre de maçã à sopa.

8. Ovos Rellenos (Ovos Recheados à Espanhola)

<u>Ingredientes:</u>

- 6 ovos cozidos

- 100g de atum em lata

- 2 colheres de sopa de maionese

- 1 colher de chá de mostarda Dijon

- Sal e pimenta a gosto

<u>Preparação:</u>

1. Corte os ovos cozidos ao meio e remova as gemas.

2. Numa tigela, misture as gemas com o atum, a maionese e a mostarda. Tempere a gosto.

3. Recheie as metades dos ovos com a mistura de atum e gema.

Dica: Para um sabor extra, adicione um pouco de pimenta à mistura de gema.

9. Ovos à Florentina

Ingredientes:

- 4 ovos

- 2 xícaras de espinafre fresco

- 2 colheres de sopa de manteiga

- Sal e pimenta a gosto

- Creme de leite para servir

Preparação:

1. Refogue o espinafre numa frigideira com a manteiga até murchar.

2. Faça pequenos buracos no espinafre e quebre os ovos neles.

3. Cubra a frigideira e deixe cozinhar até os ovos estarem no ponto desejado.

4. Tempere com sal e pimenta a gosto e sirva com um pouco de creme de leite por cima.

Dica: Adicione um pouco de alho picado ao espinafre para um sabor extra.

10. Ovos Benedict Keto

<u>Ingredientes:</u>

- 4 ovos

- 4 fatias de presunto

- 2 colheres de sopa de vinagre branco

- Molho holandês caseiro para servir

<u>Preparação:</u>

1. Numa panela, traga 4 polegadas de água e o vinagre branco para ferver.

2. Escalfar os ovos, um de cada vez, na água a ferver.

3. Sirva os ovos escalfados em cima das fatias de presunto e cubra com o molho holandês caseiro.

Dica: Sirva com um lado de aspargos cozidos para um prato completo de café da manhã, almoço ou jantar.

11. Molho Holandês

<u>Ingredientes:</u>

- 3 gemas de ovos

- 1 colher de sopa de suco de limão fresco

- 1/2 colher de chá de sal

- 1/2 xícara de manteiga sem sal (derretida e morna)

Pitada de pimenta (opcional)

<u>Preparação:</u>

Passo 1: Prepare um banho-maria:

Encha uma panela média com água até a metade e leve ao fogo médio-alto. Reduza o fogo para manter a água em uma temperatura quente, mas não fervente.

Passo 2: Bata as gemas e o suco de limão:

Em uma tigela de vidro resistente ao calor, bata as gemas e o suco de limão até obter uma mistura homogênea.

Passo 3: Cozinhe em banho-maria:

Coloque a tigela sobre a panela com água quente (banho-maria), certificando-se de que a água não toque o fundo da tigela. Continue a bater as gemas vigorosamente enquanto cozinha.

Passo 4: Adicione a manteiga derretida:

Em fio contínuo e lento, adicione a manteiga derretida na tigela com as gemas, batendo constantemente para incorporar. Continue batendo até que a mistura fique espessa e cremosa.

Passo 5: Tempere e finalize:

Tempere o molho com sal e pimenta, se desejar. Bata novamente para misturar bem os temperos.

Passo 6: Sirva e aproveite:

Retire do banho-maria e despeje o molho holandês sobre carnes grelhadas, peixes, legumes ou ovos pochê. Sirva imediatamente para aproveitar a textura e sabor cremosos.

Dica: Tenha cuidado ao adicionar a manteiga derretida. Adicione-a lentamente e em fio contínuo, enquanto bate vigorosamente, para evitar que as gemas cozinhem demais e o molho se separe.

Capítulo 12

SOBREMESAS COM OVO: DELÍCIAS DOCES E SURPREENDENTES

Certamente, vamos explorar algumas sobremesas saborosas e surpreendentes que têm ovos como um ingrediente central e são amigáveis à dieta cetogênica.

1. Pudim de Coco e Ovo

<u>Ingredientes:</u>

- 4 ovos

- 1 lata de leite de coco

- Adoçante a gosto (Eritritol, Stevia, Xilitol, Monk Fruit Sweetener, Allulose)

- Extrato de baunilha

- Raspas de coco para decorar

<u>Preparação:</u>

1. Pré-aqueça o forno a 180ºC.

2. Misture todos os ingredientes numa tigela até ficar bem combinado.

3. Despeje a mistura em ramequins ou numa forma de pudim.

4. Asse no forno por cerca de 30 minutos, ou até que o pudim esteja firme.

5. Deixe esfriar antes de decorar com raspas de coco.

Dica: Você pode substituir o extrato de baunilha por extrato de amêndoa para uma variação deliciosa.

2. Mousse de Chocolate e Ovo Keto

<u>Ingredientes:</u>

- 3 ovos

- 200g de chocolate sem açúcar

- Adoçante a gosto (Eritritol, Stevia, Xilitol, Monk Fruit Sweetener, Allulose)

- Creme de leite para servir

<u>Preparação:</u>

1. Derreta o chocolate em banho-maria.

2. Separe as gemas e as claras. Bata as claras em neve.

3. Misture as gemas e o adoçante no chocolate derretido.

4. Delicadamente, incorpore as claras batidas na mistura de chocolate.

5. Despeje a mousse em taças e leve à geladeira por pelo menos 2 horas antes de servir.

6. Sirva com creme de leite por cima.

Dica: Adicione um pouco de pimenta cayenne à mistura de chocolate para um toque de calor.

3. Flan de Ovo Keto

<u>Ingredientes:</u>

- 4 ovos

- 500ml de creme de leite

- Adoçante a gosto (Eritritol, Stevia, Xilitol, Monk Fruit Sweetener, Allulose)

- Extrato de baunilha

- Água e adoçante para o caramelo

Preparação:

1. Pré-aqueça o forno a 150ºC.

2. Bata os ovos, o creme de leite, o adoçante e o extrato de baunilha numa tigela até ficar bem combinado.

3. Faça um caramelo com água e adoçante e despeje no fundo de uma forma de pudim.

4. Despeje a mistura de ovo na forma.

5. Asse no forno por cerca de 1 hora, ou até que o flan esteja firme.

6. Deixe esfriar antes de desenformar.

Dica: Você pode adicionar raspas de limão à mistura de ovo para um toque de frescura.

4. Bolo de Amêndoa e Ovo Keto

Ingredientes:

- 4 ovos

- 200g de farinha de amêndoa

- Adoçante a gosto (Eritritol, Stevia, Xilitol, Monk Fruit Sweetener, Allulose)

- 1 colher de chá de fermento em pó

- Extrato de baunilha

<u>Preparação:</u>

1. Pré-aqueça o forno a 180ºC.

2. Bata os ovos, o adoçante e o extrato de baunilha numa tigela até ficar bem combinado.

3. Misture a farinha de amêndoa e o fermento em pó.

4. Gradualmente, adicione a mistura de farinha à mistura de ovos, batendo bem a cada adição.

5. Despeje a massa numa forma de bolo e asse no forno por cerca de 20 minutos, ou até que um palito inserido no centro saia limpo.

6. Deixe esfriar antes de desenformar.

Dica: Adicione frutas vermelhas à massa para um bolo de amêndoa e frutas.

5. Sorvete de Ovo Keto

<u>Ingredientes:</u>

- 4 gemas de ovo

- 500ml de creme de leite

- Adoçante a gosto (Eritritol, Stevia, Xilitol, Monk Fruit Sweetener, Allulose)

- Extrato de baunilha

Preparação:

1. Em uma panela, aqueça o creme de leite até quase ferver.

2. Em uma tigela, bata as gemas, o adoçante e o extrato de baunilha.

3. Lentamente, adicione o creme de leite quente à mistura de gemas, batendo constantemente.

4. Retorne a mistura à panela e cozinhe em fogo baixo, mexendo constantemente, até engrossar.

5. Deixe a mistura esfriar, depois processe numa sorveteira de acordo com as instruções do fabricante.

Dica: Adicione cacau em pó à mistura para um sorvete de chocolate negro.

6. Panquecas de Ovo e Coco Keto

<u>Ingredientes:</u>

- 4 ovos

- 1 xícara de farinha de coco

- Adoçante a gosto (Eritritol, Stevia, Xilitol, Monk Fruit Sweetener, Allulose)

- 1 colher de chá de fermento em pó

- Leite de coco conforme necessário

<u>Preparação:</u>

1. Bata os ovos numa tigela grande.

2. Adicione a farinha de coco, o adoçante e o fermento em pó e misture bem.

3. Adicione leite de coco conforme necessário para obter uma consistência de massa de panqueca.

4. Cozinhe pequenas porções de massa numa frigideira antiaderente até dourar de ambos os lados.

5. Sirva quente com manteiga e xarope sem açúcar.

Dica: Adicione raspas de limão à massa para um toque de frescura.

7. Muffins de Ovo e Canela Keto

Ingredientes:

- 4 ovos

- 2 xícaras de farinha de amêndoa

- Adoçante a gosto (Eritritol, Stevia, Xilitol, Monk Fruit Sweetener, Allulose)

- 2 colheres de chá de fermento em pó

- 2 colheres de chá de canela

Preparação:

1. Pré-aqueça o forno a 180ºC e forre uma forma de muffin com forminhas de papel.

2. Bata os ovos numa tigela grande.

3. Adicione a farinha de amêndoa, o adoçante, o fermento em pó e a canela e misture bem.

4. Despeje a massa nas forminhas de muffin.

5. Asse no forno por cerca de 20 minutos, ou até que um palito inserido no centro saia limpo.

6. Deixe esfriar antes de servir.

Dica: Adicione nozes picadas à massa para um toque de textura.

8. Biscoitos de Ovo e Manteiga de Amendoim Keto

Ingredientes:

- 1 ovo

- 1 xícara de manteiga de amendoim sem açúcar

- Adoçante a gosto (Eritritol, Stevia, Xilitol, Monk Fruit Sweetener, Allulose)

Preparação:

1. Pré-aqueça o forno a 180ºC e forre uma assadeira com papel manteiga.

2. Misture o ovo, a manteiga de amendoim e o adoçante numa tigela até ficar bem combinado.

3. Faça pequenas bolas com a massa e coloque-as na assadeira.

4. Achate cada bola com um garfo, fazendo um padrão cruzado.

5. Asse no forno por cerca de 10 minutos, ou até que os biscoitos estejam dourados.

6. Deixe esfriar antes de servir.

Dica: Adicione chocolate sem açúcar derretido por cima dos biscoitos para um toque de indulgência.

9. Trufas de Ovo e Chocolate Keto

Ingredientes:

- 2 ovos

- 200g de chocolate sem açúcar

- Adoçante a gosto (Eritritol, Stevia, Xilitol, Monk Fruit Sweetener, Allulose)

- Cacau em pó para decorar

Preparação:

1. Derreta o chocolate em banho-maria.

2. Bata os ovos e o adoçante numa tigela grande.

3. Lentamente, adicione o chocolate derretido à mistura de ovos, batendo constantemente.

4. Coloque a mistura na geladeira por cerca de 1 hora, ou até ficar firme o suficiente para moldar.

5. Faça pequenas bolas com a mistura e passe-as no cacau em pó.

6. Mantenha as trufas na geladeira até a hora de servir.

Dica: Adicione extrato de menta à mistura para trufas de menta e chocolate.

10. Flan de Ovo Keto

<u>Ingredientes:</u>

- 4 ovos

- 500ml de leite de coco

- Adoçante a gosto (Eritritol, Stevia, Xilitol, Monk Fruit Sweetener, Allulose)

- Extrato de baunilha

<u>Preparação:</u>

1. Pré-aqueça o forno a 180ºC.

2. Bata os ovos, o leite de coco, o adoçante e o extrato de baunilha numa tigela até ficar bem combinado.

3. Despeje a mistura em ramequins ou numa forma de flan.

4. Asse no forno em banho-maria por cerca de 40 minutos, ou até que o flan esteja firme ao toque.

5. Deixe esfriar antes de servir.

Dica: Sirva o flan com frutas vermelhas para um toque de frescura.

Espero que estas receitas de sobremesas keto com ovo te inspirem na sua jornada culinária. Aproveite!

PARTE 6: OVO E EMAGRECIMENTO: PROTOCOLO DE 5 DIAS

Capítulo 13

OVO PARA EMAGRECER: UM PLANO DETOX DE 5 DIAS

Bem-vindo ao capítulo que muitos de vocês estavam esperando. Se já chegou até aqui, percebeu o quão versátil e nutritivo o ovo pode ser. Agora, vamos desvendar como o ovo pode ser um aliado poderoso para quem deseja perder peso. Estamos prestes a embarcar em uma jornada de 5 dias, um plano de desintoxicação onde o ovo será o protagonista.

Este protocolo tem como objetivo ajudar a reiniciar o sistema, melhorar a digestão e acelerar a perda de peso. Mas antes de mergulharmos no plano, vamos explorar alguns dos elementos principais deste protocolo.

Bebidas Permitidas: Água, água com gás, água com rodela de limão, chá verde ou branco de folhas naturais e café puro.

Alimentos Permitidos: De 4 a 8 ovos por dia, até 200 gramas por dia de espinafre, brócolis, couve-flor, espargos verdes, cebolinho. 2 colheres de chá por dia de gordura (azeite, gordura de animal natural, manteiga de leite não pasteurizado, coco), temperos (Sal Marinho recolhido manualmente, cúrcuma, canela, pimenta, salsa, gengibre).

Jejum Intermitente: A prática de jejum intermitente, variando de 12 a 18 horas, será encorajada ao longo deste protocolo.

Caldo de Ossos de Boi: Um poderoso elixir cheio de nutrientes e minerais, o caldo de ossos será uma parte essencial deste protocolo.

Como fazer Caldo de Ossos de Boi

Você vai precisar de:

- 1,5 kg de ossos de boi

- Sal Marinho recolhido manualmente a gosto

Instruções:

1. Coloque os ossos na panela de pressão, adicione o sal e cubra com água.

2. Cozinhe em fogo alto até a panela pegar pressão, depois reduza o fogo e cozinhe por 3 horas.

3. Coe o caldo e guarde-o na geladeira ou congele em porções para usar mais tarde.

Protocolo de 5 Dias

A tabela a seguir é um exemplo de como o plano de refeições pode ser durante esses 5 dias:

Dia – 1

Jejum: 12 horas

Café da manhã: 2 ovos cozidos, 50g de espinafre, 1 colher de chá de azeite

Almoço: 3 ovos mexidos, 50g de brócolis, 1 colher de chá de manteiga

Jantar: Caldo de ossos, 2 ovos pochê, 50g de espargos verdes, 1 colher de chá de coco

Dia – 2

Jejum: 14 horas

Café da manhã : 3 ovos mexidos, 50g de espinafre, 1 colher de chá de azeite

Almoço: Caldo de ossos, 2 ovos pochê, 50g de brócolis, 1 colher de chá de manteiga

Jantar: 3 ovos cozidos, 50g de couve-flor, 1 colher de chá de azeite

Dia – 3

Jejum: 16 horas

Café da manhã : 3 ovos cozidos, 50g de espargos verdes, 1 colher de chá de manteiga

Almoço: Caldo de ossos, 2 ovos pochê, 50g de espinafre, 1 colher de chá de azeite

Jantar: 2 ovos mexidos, 50g de brócolis, 1 colher de chá de coco

Dia – 4

Jejum: 18 horas

Café da manhã : Caldo de ossos, 2 ovos pochê, 50g de espinafre, 1 colher de chá de manteiga

Almoço: 3 ovos mexidos, 50g de couve-flor, 1 colher de chá de azeite

Jantar: 2 ovos cozidos, 50g de espargos verdes, 1 colher de chá de coco

Dia – 5

Jejum: 18 horas

Café da manhã: 3 ovos cozidos, 50g de brócolis, 1 colher de chá de manteiga

Almoço: Caldo de ossos, 2 ovos pochê, 50g de espinafre, 1 colher de chá de azeite

Jantar: 3 ovos mexidos, 50g de espargos verdes, 1 colher de chá de azeite

Além disso, é essencial garantir uma ingestão adequada de eletrólitos para manter o equilíbrio dos fluidos no corpo, principalmente durante uma dieta cetogênica. Você pode fazer isso, adicionando um pouco de Sal Marinho recolhido manualmente e um pouco de suco de limão na sua água.

Este protocolo pode ajudar a dar um impulso no seu processo de perda de peso, especialmente se você atingiu um platô de peso. Além disso, a presença de caldo de ossos ajuda a manter o equilíbrio de eletrólitos e a evitar sintomas de gripe cetogênica.

Nos próximos capítulos, vamos explorar ainda mais o papel dos ovos na saúde e bem-estar, e descobrir como podemos utilizar este superalimento de maneiras surpreendentes e deliciosas. Vamos mergulhar!

PARTE 7: A HISTÓRIA DO OVO: CURIOSIDADES E TRADIÇÕES

Capítulo 14

OVO AO LONGO DOS SÉCULOS: UMA HISTÓRIA DE ALIMENTAÇÃO E CULTURA

Sabe aquele ditado popular "primeiro veio o ovo, ou a galinha"? Pois bem, a pergunta que vem mexendo com a imaginação humana há milênios nos permite introduzir a história fascinante dos ovos em nossas vidas. Por mais simples que possa parecer, o ovo tem uma história incrivelmente rica, entrelaçada com a nossa própria, desempenhando um papel vital na alimentação e na cultura de inúmeras sociedades ao redor do globo.

A domesticação de aves para a obtenção de ovos é um capítulo fundamental na história da humanidade. Os primeiros registros históricos sugerem que galinhas selvagens foram domesticadas no Sudeste Asiático há mais de 5.000

anos. A partir daí, o costume de criar galinhas e consumir seus ovos se espalhou para a Índia, a Pérsia e, eventualmente, para o Mediterrâneo.

Os antigos egípcios, gregos e romanos todos veneravam o ovo como símbolo de vida e fertilidade. Nos rituais de fertilidade na antiga Grécia, os ovos eram frequentemente oferecidos aos deuses e às deusas. Os ovos também eram usados como talismãs para trazer boa sorte e proteção.

A Páscoa, um dos feriados mais importantes do calendário cristão, é conhecida pelo seu uso simbólico de ovos. Os ovos de Páscoa, frequentemente decorados com cores vibrantes, simbolizam a ressurreição de Jesus Cristo e a promessa de vida nova. O costume de presentear ovos durante a Páscoa data pelo menos do século IV.

Na culinária, os ovos têm sido um ingrediente essencial em muitas culturas. Desde o humilde ovo mexido até os requintados omeletes franceses, dos cremosos ovos beneditinos até os coloridos ovos de páscoa, os ovos têm sido a estrela em muitas mesas.

Além disso, eles tiveram um papel crucial na arte culinária como aglutinantes, emulsionantes, agentes de levedura e até mesmo como recurso de apresentação - quem nunca se maravilhou com um soufflé bem preparado?

No século XX, a produção de ovos foi industrializada, com o desenvolvimento de galinheiros de alta densidade e técnicas de produção em massa. Isso resultou em uma disponibilidade sem precedentes de ovos, tornando-os uma parte ainda mais central de nossa dieta.

Ao longo da história, o ovo tem sido um alimento essencial, um símbolo de vida e uma ferramenta para a expressão cultural. Ao desvendar a história do ovo, é evidente que este pequeno, mas poderoso, pacote de nutrientes teve um impacto incalculável na evolução humana, nutrição e cultura. E é isso que torna o ovo não apenas um superalimento, mas um super herói da história alimentar.

E assim, embora a pergunta "o que veio primeiro, o ovo ou a galinha?" pode nunca ter uma resposta definitiva, uma coisa é certa: a história do ovo é uma parte integral da nossa própria história. E à medida que continuamos a nos desenvolver e a explorar novas fronteiras culinárias, o ovo, com toda a certeza, estará lá, pronto para nos alimentar, nos inspirar e nos surpreender.

Mas agora que já passeamos pela história e entendemos o quanto o ovo é importante cultural e historicamente, que tal mergulharmos um pouco mais na sua simbologia em diferentes culturas? Nos acompanhe no próximo capítulo!

PARTE 8: CONCLUSÃO

Capítulo 15

OVO E SAÚDE: O PODER DE UM ALIMENTO SIMPLES E NUTRITIVO

E assim, como uma galinha pastando alegremente em um campo aberto, chegamos à última fase de nossa jornada. Juntos, exploramos o incrível mundo dos ovos, descobrindo sua origem, analisando sua composição, desvendando sua versatilidade na culinária, apreciando sua importância cultural e desvendando seu papel na perda de peso. De nossa viagem, fica claro que o ovo é muito mais do que um mero componente de nossa dieta. Ele é, na verdade, um pequeno gigante no universo dos alimentos.

Os ovos são uma força da natureza, embalados com uma variedade de nutrientes essenciais, da proteína de alta qualidade às vitaminas, minerais e gorduras saudáveis. Eles fornecem ao nosso corpo tudo o que precisa para manter a energia, sustentar o crescimento, reparar os tecidos e funcionar de maneira otimizada.

Mas, talvez mais importante, os ovos são um lembrete do poder da natureza e do valor de uma alimentação equilibrada e nutritiva. Em um mundo cada vez mais dominado por alimentos processados e dietas da moda, os ovos representam um retorno à simplicidade e à pureza.

Eles também são uma lição de que não precisamos de alimentos exóticos ou suplementos caros para nutrir nosso corpo. Às vezes, os melhores nutrientes vêm dos lugares mais simples - uma galinha em um campo, um ninho acolhedor, um ovo.

Enquanto encerramos nossa exploração, fica a reflexão: o ovo, apesar de seu tamanho e simplicidade, é um verdadeiro superalimento. Uma dádiva da natureza que devemos apreciar e valorizar.

E finalmente, acreditamos que esta jornada ajudou a desconstruir mitos, expandir horizontes e cultivar um novo apreço pelos ovos. Afinal, não é todo dia que um alimento simples pode abrir um mundo de possibilidades culinárias, oferecer uma série de benefícios para a saúde e ainda carregar uma rica história cultural.

Então, da próxima vez que você olhar para um ovo, não o veja apenas como um alimento, mas como um incrível fenômeno da natureza, um pacote completo de nutrição e um símbolo de vida e fertilidade. Porque, no final das contas, o ovo é tudo isso e muito mais.

SOBRE O AUTOR

Carlos Silva

Caro leitor, permita-me compartilhar um pouco da minha história: como muitos de vocês, lutei durante anos contra a balança e na busca por uma vida mais saudável. Apesar de seguir todas as orientações tradicionais, nunca 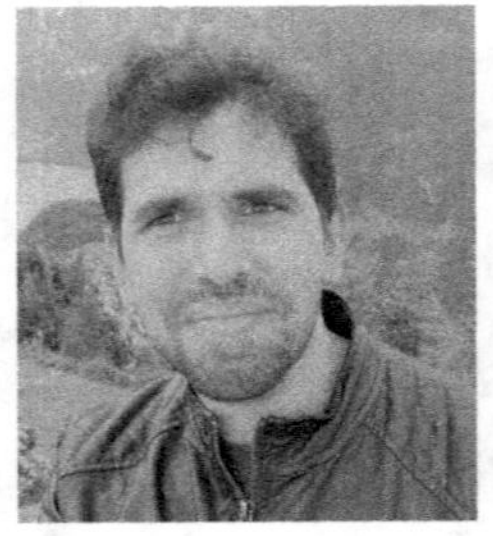 obtive os resultados que desejava. Entretanto, ao me deparar com o caso do julgamento de Tim Noakes, iniciei uma jornada de aprendizado que me levou a conquistar a saúde e o bem-estar que sempre almejei. Agora, quero compartilhar minha experiência e conhecimento com você, para que juntos possamos superar esses desafios e alcançar uma vida mais plena e saudável.

LIVROS DESTE AUTOR

Estilo Alimentar Evolutivo: Conquistando Saúde E Sustentabilidade Com Hábitos Conscientes

Está cansado de dietas que não funcionam e promessas vazias para conquistar a saúde e o bem-estar que você merece? Apresentamos a você o nosso livro: "Estilo Alimentar Evolutivo: Conquistando Saúde e Sustentabilidade com Hábitos Conscientes"! Neste livro, desvendamos os segredos por trás de uma alimentação consciente e equilibrada, guiando você em uma jornada de autodescoberta e transformação. Ao longo das páginas, você encontrará informações valiosas sobre a relação entre a alimentação e a saúde cerebral, a importância de compreender os rótulos dos alimentos, o impacto dos cereais na saúde e muito mais. Explore o universo low carb e jejum intermitente, aprenda a personalizar seu próprio estilo alimentar e descubra como pequenas escolhas podem levar a grandes resultados. Além disso, apresentamos um programa de emagrecimento de 4 semanas para colocar em prática a alimentação consciente, ajudando você a alcançar seus objetivos de saúde e bem-estar. Com dicas práticas e receitas deliciosas, "Estilo Alimentar Evolutivo" irá ajudá-lo a transformar seus hábitos e conquistar a saúde e sustentabilidade que você sempre sonhou. Seja você um novato na alimentação saudável ou alguém que já está familiarizado com o assunto, este livro é um recurso valioso para todos que buscam uma vida mais equilibrada e saudável. Não perca tempo! Junte-se a nós nesta incrível jornada rumo a um estilo alimentar evolutivo e consciente, e descubra como conquistar a saúde e sustentabilidade com hábitos conscientes. Adquira já o seu exemplar e transforme sua vida para melhor!